GUIDE

DU VOYAGEUR ET DU MALADE

AUX

EAUX MINÉRALES

DE LA

ROCHE-POSAY

(VIENNE)

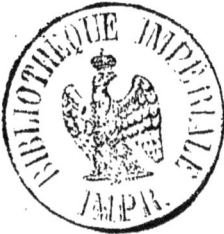

Par le docteur Benezet

Ex-Chirurgien-Chef externe à l'hôpital Saint-Eloi (service des maladies de la peau), décoré d'une médaille d'argent de 1re classe pour soins donnés aux cholériques en 1854, Médecin en titre du Bureau de bienfaisance de la Roche-Posay, Membre de plusieurs Sociétés médicales.

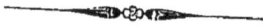

EN VENTE

Chez l'Auteur, au château de la Roche-Posay;
A la Mairie de la Roche-Posay;
Et chez A. Rivière, Imprimeur-Libraire à Châtellerault.

CHATELLERAULT

A. RIVIÈRE, IMPRIMEUR-LIBRAIRE

RUE BOURBON, 85

1859

TYPOGRAPHIE ET LITHOGRAPHIE A. RIVIÈRE

Fixé depuis quelques mois à la Roche-Posay, il était naturel que les eaux minérales que possède cette localité attirassent toute mon attention. Dans le cours de mes études médicales, et plusieurs années après les avoir terminées, des voyages fréquents m'avaient mis à même de connaître nos principales sources minérales de France (Bagnères de Luchon, Cauterets, Baréges, Vichy, Neris, Enghien, Bagnols, etc.), et je trouvais un plaisir tout particulier dans leur étude, me promettant de compléter un jour mes observations et de les livrer à la publicité. J'ai toujours cependant reculé devant une entreprise aussi vaste pour mes faibles moyens, et si je me décide aujourd'hui à attacher mon nom à une notice sur la Roche-Posay et ses eaux, c'est seulement parce que je

me croirais coupable de ne pas utiliser le plus tôt pos-
sible, au profit des malades, les documents précieux qui
m'ont été fournis sur les cures produites ici depuis
si longues années. De plus, frappé moi-même par la
beauté de ce climat, par ces sites admirables, j'ai été
persuadé que le malade en ressentirait encore bien
plus fortement l'influence favorable. Puisse le désir que
j'ai d'être utile, en publiant ces quelques pages, me faire
trouver grâce, auprès de ceux qui me liront, pour les
imperfections qui pourraient exister dans un travail que
l'approche de la saison des eaux me pressait d'exécuter.

GUIDE

DU VOYAGEUR ET DU MALADE

AUX EAUX MINÉRALES

DE LA ROCHE-POSAY (Vienne)

I

La Roche-Posay, située sur la limite des trois départements de l'Indre, de l'Indre-et-Loire et de la Vienne, fait partie de ce dernier. Séparée des deux autres par la Creuse et la Gartempe, dont le confluent l'avoisine, elle se trouvait comprise dans l'ancienne province du Poitou. Son origine remonte assez haut dans l'histoire : des restes d'un vieux pont, construit avec d'énormes masses de pierres, sont là pour témoigner de l'importance géographique de la petite ville à cette époque reculée, en même temps qu'une tour, seul vestige aujourd'hui de l'antique forteresse, des murs et des portes en ruine et une église belle, vaste et fort ancienne prouvent que la Roche-Posay n'a pas été complètement étrangère aux évènements si graves dont le Poitou fut le principal théâtre. L'invasion des Maures, si valeureusement repoussée par Charles Martel; les guerres si désastreuses des Anglais et des Français, qui faillirent avoir pour résultat la possession de la France entière au profit de la dynastie anglaise; et enfin dans des temps plus rapprochés de nous, temps à jamais regrettables pour tous, les dissensions religieuses qui ensanglantèrent notre patrie et eurent le funeste honneur de baptiser de deux noms énergiques, Vallée-Sanguine et Vallée-de-la-Bataille, deux des plus jolis sites du Poitou; tous ces grands évènements eurent nécessairement une grande influence sur l'histoire de la Roche. L'habitant de ces pays si souvent dévastés par la guerre n'était cependant jamais acteur dans ces grandes scènes de désolation. Pacifique par nature, sans ambition, fidèle et dévoué, il eut l'honneur de rester en dehors des saturnales de notre sanglante révolution, et il était dû à cette province, qui, en 1418, avait reçu dans sa capitale, comme dans un dernier asile, le roi et le parlement, de ne pas se mêler à ces luttes impies qui, pendant si longtemps, dressèrent des échafauds sur le sol de la France.

Mais heureusement la nature est assez puissante pour réparer promptement les ravages de la guerre, et, en voyant aujourd'hui ces contrées si fertiles, on se douterait peu que les générations qui nous ont précédé les eussent si souvent choisies comme le gigantesque jeu d'échecs où se débattaient les destinées des peuples. Les souvenirs de ces grands drames existent encore, et les ruines qu'ils ont laissées témoignent que, si l'œuvre de Dieu est immortelle, celle de l'homme se ressent de la lutte. Les vieux murs de la Roche sont aujourd'hui un tas de décombres, le vieux donjon de la forteresse s'élève seul au milieu de maisons modernes et ajoute au pittoresque du paysage avec ses meurtrières où croît la fleur sauvage. L'église a vu la piété des fidèles réparer peu à peu les actes de vandalisme dont elle eut plusieurs fois à souffrir, et un pont en fer est venu remplacer ce vieux pont dont les restes étonnants s'enfoncent tous les jours de plus en plus dans le sol mouvant de la rivière.

La biographie des hommes illustres nés à la Roche-Posay peut être faite en peu de mots. Un seul nom mérite le souvenir : c'est celui d'Henri-Louis Chasteigner dé la Roche-Posay, né en 1577 et mort en 1651, évêque de Poitiers en 1611, qui défendit en 1614 sa résidence épiscopale contre le prince de Condé, et pour lequel Saint-Cyran écrivit une apologie des ecclésiastiques qui se servent des armes. Ses restes mortels reposent dans notre église.

II

Il est de ces localités privilégiées qui appellent périodiquement au milieu d'elles ceux qui cherchent les jouissances purement morales que fournit la nature. Les sites agrestes et quelquefois sauvages des Pyrénées, Enghien et son lac poétique attirent chaque année autant de voyageurs que les eaux minérales qui les avoisinent attirent de malades. Mais il faut, aux sites comme aux eaux, autre chose que leur incontestable beauté, autre chose que leurs propriétés curatives bien évidentes ; il leur faut une place dans le guide du touriste, dans le *vade-mecum* du malade. Que le touriste vienne à la Roche, et il aura une page de plus à ajouter à son journal de voyage, un paysage de plus dont il pourra orner son album ; que le malade y vienne aussi, et il trouvera ici des eaux puissantes pour la guérison.

Singulière destinée ! Lorsque chaque saison ramenait

à la Roche près de 1,800 malades, rien n'était disposé pour les recevoir, et la cure de leurs maladies ne s'obtenait qu'au prix de privations de toute espèce qu'il leur fallait endurer; et aujourd'hui, le comfort et le luxe même des logements, les plaisirs de toute sorte qu'on leur procure, la facilité et le bien-être de la vie matérielle semblent avoir écarté de nos sources leurs nombreux clients. Un seul fait prouvera cependant leur valeur bien réelle. Depuis longues années, sans réclame, sans publicité, sans autre annonce que celle de l'ouverture de la saison, les baigneurs arrivent, et un mouvement de recrudescence bien marqué se manifeste. Les cures qu'elles produisent, voilà le seul soutien des eaux de la Roche. Pas de charlatanisme, pas de promesses mensongères; rien, si ce n'est les guérisons, vues par les uns, apprises par les autres, se répandant, il est vrai, mais de bouche en bouche, par la voie qui doit inspirer le plus de confiance, mais de beaucoup la moins expéditive. Une voix bien modeste s'élève aujourd'hui en leur faveur, mais la bonté de la cause suppléera à l'inexpérience du défenseur.

Figurez-vous une petite ville posée sur le bord de la Creuse, s'étendant sur trois routes : celle de Châtellerault à l'ouest, celle de Montmorillon au sud, celle du Blanc à l'est; ayant tout près la grande voie ferrée de Paris à Bordeaux, au centre d'une vaste plaine entrecoupée de coteaux, de vallons et de ruisseaux, en face du département d'Indre-et-Loire, qui étale sur l'autre rive de la Creuse son féérique tapis de verdure et de fleurs. Des îles en miniature, plantées de saules et de peupliers, divisent en cinq ou six branches les eaux limpides de la rivière et prêtent aux promeneurs d'une belle soirée d'été leur ombre et leur gazon. A un kilomètre de la ville, au milieu d'un bosquet de catalpas, au-dessous d'un coteau bien boisé, se trouvent les fontaines. Comme toutes les autres, elles ont leur légende populaire, la voici : un cheval, après avoir été longtemps l'honneur des écuries de son maître, riche seigneur des environs, fut atteint d'une de ces maladies affreuses, impitoyables qui attaquent l'animal comme l'homme et changent sa peau en dégoûtantes cicatrices. Traîné à demi-mourant hors du château, il marche à l'aventure ; le sol manque tout à coup sous ses pas et il se jette dans une crevasse de terrain pleine à moitié d'une eau bourbeuse. Impossible d'en sortir, et le surlendemain ses hennissements douloureux amènent du secours. On le retire épuisé par la faim et le froid, mais sa peau dépouillée commençait à se recouvrir d'un nouvel épiderme. C'était la première cure opérée par les eaux.

Un modeste hôpital s'élève auprès des fontaines. Destiné à recevoir les vingt ou trente malades que le département fait traiter tous les ans, en partie à sa charge, cet établissement est aménagé avec la plus stricte économie et ne présente rien de remarquable. Une grille en fer assez élégante entoure les trois bassins où sourdent les eaux. Ceux-ci et un quatrième, réservoir général des autres, sont désignés par des numéros. Les sources s'échappent dans ces bassins en pierre brunie par le temps et à une distance au plus de deux mètres l'une de l'autre. Dans le réservoir général plonge une pompe qui alimente les tonneaux envoyés par les maîtres d'hôtel de la Roche, propriétaires d'établissements de bains. La route pour se rendre aux fontaines est une véritable promenade ombragée et fleurie. Un petit salon à nombreuses ouvertures reçoit les buveurs et leur fournit, ainsi qu'une charmille en pleine végétation située derrière, un abri, soit contre la pluie, soit contre les ardeurs trop dévorantes d'un soleil d'été.

A la Roche, quelques hôtels reçoivent annuellement un grand nombre de malades ; les autres se logent chez les habitants. Là ils trouvent non-seulement de l'urbanité et de la politesse, mais encore des soins affectueux et dévoués. Bon par nature, l'habitant de ces pays accueille l'étranger plutôt en ami qu'en hôte payant. Dans les hôtels surtout, la nourriture est excellente et l'on ne pourrait se douter de toutes les ressources dont peuvent disposer les propriétaires de ces établissements. Si le luxe n'a pas dit son dernier mot, si notre petite ville est un peu en retard quant à ses prescriptions, disons, sans crainte d'être démenti, qu'il est impossible de trouver ailleurs un plus grand bien-être. Les prix sont modérés, et la note à solder au départ n'est jamais ornée de ces mille articles ridicules qui en grossissent si fort le chiffre. Le droit aux eaux, perçu au profit de l'établissement public de réunion, est de douze francs payés, en arrivant, contre la remise d'une carte qui assure au buveur l'entrée gratuite des salons en même temps que la faculté de prendre les eaux. Des bals mensuels amènent à la Roche toute la haute société des environs et rompent un peu la monotonie pourtant agréable des petites soirées quotidiennes.

Pour le médecin qui veut faire une étude approfondie de la nosologie humaine arrivera bientôt la certitude que la plupart des maladies sont heureusement influencées par cette partie de l'hygiène qui s'occupe de l'entourage matériel. Le *Traité de l'air, des eaux et des lieux* restera

comme un monument impérissable élevé à la thérapeu-
tique et à la pathologie par le père de la médecine. Qui
ne sait qu'une température égale, sans variations brus-
ques et inopinées, agit d'une manière favorable dans le
traitement des affections pulmonaires? Qui ne sait que la
coqueluche, cet effroi des mères, ne reconnaît souvent
pour remède que le changement de lieux? Et pourquoi
ne pas supposer *à priori* que le climat si doux de la vallée
de la Creuse, ce climat de la Touraine, le plus tempéré
de notre belle patrie, sera d'un immense avantage pour
la cure de beaucoup d'affections et en modifiera souvent
la fâcheuse nature? Et ne faut-il pas aussi tenir compte,
au même point de vue, des sensations morales qu'excite
en nous cette splendide végétation, cette rivière aux
eaux limpides et vagabondes, ces prairies qui reposent
si agréablement l'œil fatigué de la teinte blafarde des
maisons et des rues des cités populeuses, ces bois si
nombreux dont l'ombre invite à la promenade et au repos
de l'âme, cette tranquillité, en un mot, d'une nature qui
sourit, ces plaisirs qui ne laissent après eux ni remords
ni fatigue?

III

Étudions maintenant les eaux minérales de la Roche-
Posay au point de vue médical. Ce chapitre, le plus im-
portant, sans contredit, de notre opuscule, a besoin
d'être appuyé sur une analyse exacte et consciencieuse
démontrant la présence, dans les eaux, d'agents thérapeutiques appropriés à la curation des diverses maladies
que nous aurons à passer en revue dans les observations
que nous nous proposons de publier. Une première ques-

tion se présente : où trouver cette analyse? Les eaux de la Roche-Posay, dont la découverte remonte au seizième siècle, ont été bien souvent examinées par des hommes compétents, surtout à l'époque où leur renommée florissante leur attirait de nombreux clients. Laquelle de ces études nous servira de règle? Ne seront-elles pas regardées comme incomplètes, ces anciennes analyses, à cause des procédés défectueux et imparfaits qu'avaient à leur disposition les chimistes des temps passés? Plus tard, l'oubli dans lequel sont tombées ces eaux précieuses a fait que, pendant près d'un demi-siècle, les nouveaux moyens d'investigation découverts peu à peu n'ont pu être mis en usage. De nos jours, enfin, des tentatives d'analyse ont été faites ; mais les résultats obtenus, tout en étant favorables aux eaux par le nombre de principes actifs qu'ils y ont montrés, ne peuvent constituer un véritable travail accompli pour la science. En un mot, l'analyse qualitative, nous la possédons ; l'analyse quantitative reste à terminer. Au milieu de tant de données diverses nous n'irons pas nous égarer et nous nous contenterons de citer textuellement ce que contiennent à cet égard quelques ouvrages que nous avons consultés.

D'après une espèce d'avis aux buveurs publié par un anonyme qui a reproduit exactement, au double point de vue chimique et médical, les travaux de Milon, premier médecin de Louis XIII, qui, en 1615, avait analysé les eaux de la Roche, les trois sources ont chacune une composition différente : la première contient du soufre en surabondance, du nitre et du fer en minime proportion ; la seconde, du soufre et du nitre, sans prépondérance de l'une de ces substances sur l'autre ; la troisième, du fer en surabondance, du soufre et du nitre en moindre proportion. Le réservoir général, recevant d'un côté plus de soufre, de l'autre plus de fer et du nitre provenant des trois autres bassins, posséderait tous ces corps en quantité proportionnelle telle, qu'il serait à peu près impossible de déterminer la substance dominante.

D'après cette composition, notre auteur anonyme déduit les propriétés suivantes :

Source n° 1. — Contre les rhumatismes, les catarrhes, les paralysies, la débilité des membres, la perte de mémoire provenant de la faiblesse du système nerveux, les coliques bilieuses, teignes, gale, dartres, etc.

Source n° 2. — Contre les effervescences de sang, la chaleurs du foie et autres viscères, les boutons au visage, les ardeurs et rétentions d'urine, les graviers des reins et de la vessie, la pierre, les coliques néphrétiques, les douleurs et chaleurs des reins.

Source n° 3. — Contre les suppressions, les hémorroïdes, les chloroses, les suffocations, l'ictère, les obstructions des viscères, les tumeurs et duretés au foie, au pancréas, à la rate, au mésentère.

Réservoir général. — Contre les teignes, la gale et les dartres.

Suivent une foule d'autres propriétés que les progrès actuels de la science nous empêchent d'énumérer.

Une seconde analyse, faite en 1846 par un pharmacien distingué de Poitiers, analyse qualitative aussi, nous fournit les résultats suivants.

Les substances dominantes qui entrent dans la composition des eaux de la Roche sont :

Carbonate de soude,

Carbonate de chaux,

Chlorure de sodium.

En moindre quantité s'y trouvent :

Carbonate de magnésie,

Sulfate de soude,

Silice.

Et en très-minime proportion :

Acide carbonique,

Peroxyde de fer.

Par cette composition surtout alcaline sont expliqués tous leurs succès. Maladies des voies digestives, calculs biliaires, gravelle, néphrite, engorgements du foie et de la rate, toutes ces affections trouveront là leur remède. Le fer et l'acide carbonique agiront dans la chlorose, l'amenorrhée, les névroses, toutes les affections anémiques, en un mot. Les maladies de la peau trouveront, dans la présence en quantité considérable du carbonate de soude et du chlorure de sodium (sel marin), les moyens que l'on emploie avec le plus d'avantage contre leur guérison. Et qui ne sait combien ces principes acquièrent plus d'énergie et des propriétés toutes particulières quand, au lieu d'être libres, ils servent à constituer une eau minérale. Explique qui pourra cette action, mais elle est évidente pour tous, et les faits se réunissent tous pour nous en donner la conviction.

Enfin voici ce que nous trouvons dans le *Formulaire magistral,* que le talent de M. Bouchardat a fait arriver à sa neuvième ou dixième édition :

« La Roche-Posay (Vienne). Saison : 1er juin au 15 septembre; température froide; acide hydrosulfurique, quantité indéterminée. »

L'analyse de ces eaux a besoin d'être faite, on le voit. Elle le sera l'été prochain, à l'époque où les eaux peuvent être examinées avec le plus de certitude de découvrir la vérité sur leur composition. Le concours d'un chimiste habile nous est assuré pour cette saison. Aussi n'allons-nous pas chercher dans les ouvrages modernes d'autres données; nous préférons attendre et ajouter alors à notre Mémoire cette page qui y manquera cette année.

Mais si une analyse exacte est importante pour la science, qui s'en sert comme d'un *criterium* infaillible pour juger des cures à obtenir, combien peu elle importe au malade, dont l'imagination et l'intelligence doivent être bien plus frappées par les cures obtenues pendant les trois siècles d'existence de ces eaux.

« En 1573, dit Michel le Riche, fut découverte une fontaine, nommée de Jouvence ou miraculeuse, à la Roche-Posay, à huit ou neuf lieues de Poitiers. Jusqu'ici s'y sont trouvés et s'y rendent des étrangers; il s'y rencontre deux mille personnes. C'est une eau sulfurée et peu chaude, sinon de nuit. Son effet principal est de guérir les enflures, fièvres et teignes des petits enfants, allonger et mollifier nerfs raccourcis, surtout aux jeunes personnes. »

Et trois siècles plus tard, le plus savant géographe des temps modernes, Maltebrun, qui n'avance rien qu'appuyé sur des autorités incontestables, s'exprime ainsi après quelques détails topographiques sur la petite ville :

« Elle doit sa célébrité à des sources d'eaux minérales très-limpides, découvertes en 1615 par Milon, premier médecin du roi Louis XIII. Ces sources, au nombre de trois, jaillissent au pied d'une montagne calcaire, à un kilomètre de la ville, dans une contrée riante et fertile. Les eaux sont reçues dans des bassins, près desquels on a construit récemment un hôpital desservi par des religieuses hospitalières. On en fait usage depuis le commencement de juillet jusque vers la fin de septembre; leur efficacité est d'autant plus grande que les chaleurs sont plus fortes. Les eaux de la Roche-Posay s'emploient avec succès dans les maladies de la peau, les scrofules, les fièvres intermittentes, les engorgements chroniques des viscères abdominaux, les coliques néphrétiques, la chlorose, les leucorrhées, les affections de la vessie, etc. ›

Quel plus beau titre de gloire que celui-là? L'opinion publique n'a jamais varié sur le compte de ces eaux; la foule des malades a bien pu se ralentir, mais pour qui sait à quoi tient la vogue de telle ou telle source, cette popularité décroissante s'expliquera parfaitement. On venait à la Roche alors qu'on allait aux eaux seulement pour chercher la guérison; on n'y est plus venu quand le but d'un voyage aux eaux a été le plaisir. Le malade s'est rendu aux localités en renom; mais quand l'expérience l'a eu suffisamment renseigné, il est revenu à la Roche, et un mouvement de prospérité croissante se manifeste depuis quelques années. L'autorité locale a tout fait, du reste, pour le favoriser. Tous les indigents des départements voisins ont été admis au bénéfice de ces eaux moyennant une faible rétribution payée par les communes, et des observations bien précieuses ont pu être recueillies. Pour les autres malades, l'on a su associer à la monotonie du traitement des plaisirs de toute espèce: réunion, danse, lecture, chasse, promenades sur l'eau; en un mot, on a dignement répondu au retour de la confiance publique, et rien n'a été négligé de ce qui pouvait être utile ou agréable à l'étranger. Le premier magistrat de la commune, directeur des eaux, s'en occupe d'une manière toute spéciale. Nous sommes heureux de pouvoir assurer que son zèle a toujours été à la hauteur de sa mission, et la reconnaissance publique, lui est bien due pour toutes les heureuses modifications qu'il a apportées dans la direction des eaux.

Ne sont-elles pas d'une importance réelle très-grande pour les malades ces sources minérales si favorablement dotées par la nature, placées au milieu de plusieurs départements qui en sont totalement dépourvus? Qu'importe la connaissance exacte de leur composition chimique! Elles guérissent, donc elles doivent contenir les agents nécessaires à la guérison. Comme pour beaucoup de sources placées aujourd'hui au premier rang par leurs vertus, l'observation devance ici l'analyse, et aux yeux de toute personne qui raisonne, cela n'en vaut que mieux. Dès le cinquième siècle, le savant évêque Sidoine Apollinaire écrivait que les eaux du Mont-d'Or avaient contre les maladies de poitrine la célébrité dont elles jouissent aujourd'hui, et l'analyse n'a encore rien démontré dans ces eaux qui pût agir sur l'appareil pulmonaire. Voilà un exemple pris au hasard parmi bien d'autres. Si l'on a fait bien souvent erreur en voulant juger, par la composition exactement démontrée d'une eau minérale, des propriétés thérapeutiques qu'elle devait posséder, on ne s'expose à rien en préjugeant dans le sens contraire. La science n'a pas tout dit sur le rapport présumable qui existe entre les principes minéralisateurs et les guérisons obtenues. Attendons. Mais n'est-il pas de toute justice, puisque depuis si longtemps on vient chercher à la Roche-Posay la guérison, de classer cette petite ville au rang qu'elle doit occuper. L'action toute particulière de ses eaux, toute spécifique même, contre les maladies de la peau ne doit-elle pas être prise en sérieuse considéra-

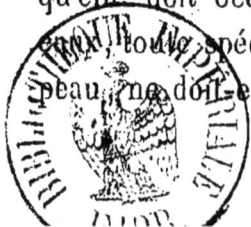

tion? La nature a tout fait pour ce pays, ne devons-nous pas compléter l'œuvre de la nature? Paysage enchanteur, climat favorable, situation choisie, eaux produisant des cures merveilleuses, nous avons tout cela : il ne s'agit que de ne pas fermer plus longtemps les yeux à la lumière des faits pour que l'ancienne affluence des malades nous revienne, et tout nous promet qu'il en sera ainsi. Aucune observation n'a été publiée dans ces dernières années, mais les consciencieux travaux de M. le docteur Destouches, notre prédécesseur à la Roche, longtemps inspecteur des eaux, ont été mis à notre disposition avec une bienveillance sans égale ; nous y puiserons les exemples au hasard, et, après avoir dit, nous prouverons. Plus de cinq cents observations ont été recueillies par cet honorable savant, qui, pendant sa carrière médicale, a toujours mérité l'estime et la considération, et dont les anciens clients garderont longtemps le souvenir. Qu'il nous soit maintenant permis d'appeler à notre secours la voix de l'expérience, toujours la plus éloquente en médecine.

Ire OBSERVATION.— **Dartres squammeuses humides**

En 1833, M. Arbilla, colonel espagnol refugié, habitant alors la ville de Poitiers, âgé de 45 ans, d'une constitution autrefois robuste, mais appauvrie tant par les fatigues de la guerre et de nombreuses blessures que par les ennuis de l'exil, était depuis longtemps atteint de dartres squammeuses humides qui lui couvraient la presque totalité du corps. Arrivé à la Roche-Posay le 1er juillet 1833, il commença tout aussitôt l'usage des eaux, et huit jours s'étaient à peine écoulés qu'on pouvait observer un mieux sensible. Le quinzième jour, les dartres étaient moins vives, l'état général du malade s'améliorait sensiblement. Au bout d'un mois, il ne restait plus qu'un léger suintement, et après deux mois de traitement, ce brave et malheureux militaire avait complètement recouvré la santé.

IIe Observation. — **Gastro-entérite chronique**

M. D***, du département de l'Indre, âgé de 40 ans, d'un tempérament bilioso-sanguin, atteint d'une gastro-entérite chronique, commença l'usage des eaux minérales de la Roche dans les premiers jours de juillet 1833. Il ne fut pas longtemps à s'apercevoir de la diminution d'intensité des douleurs d'estomac; les coliques étaient moins fréquentes, les digestions plus faciles, et au bout de six semaines le malade avait obtenu une complète guérison.

IIIe Observation. — **Gastro-entérite chronique**

Le jeune Roi, né à la Roche-Posay, âgé de 17 ans, d'un tempérament bilioso-sanguin, fut atteint d'une gastro-entérite dès le commencement de l'année 1828. Il fit plusieurs écarts de régime et tomba dans un état déplorable. On obtint de le faire entrer à l'hospice de Châtellerault; mais, loin de voir améliorer sa santé, il en sortit dans un état de marasme impossible à décrire. Les eaux de la Roche lui furent conseillées, et à peine y avait-il quelques jours qu'il en faisait usage, que la douleur d'estomac et les coliques furent moins vives, la digestion commença à se faire, les sécrétions urinaires et fécales devinrent d'une meilleure nature; enfin, au bout d'un mois et demi, ce jeune homme se trouva complètement guéri.

IVᵉ Observation. — **Dartres squammeuses humides**

M. B***, fonctionnaire public à Issoudun, âgé de 40
ans, d'un tempérament sanguin, d'une forte constitution,
fut atteint, en 1832, de dartres squammeuses aux jambes
avec tuméfaction des tissus sous-cutanés. Il vint prendre
les eaux à la fin d'août 1837. Dès les premiers jours il
éprouva une augmentation de tuméfaction et le suintement devint plus abondant; mais au bout de quinze jours
un mieux sensible se manifesta et augmenta dans les
quinze jours suivants. M. B***, obligé par ses fonctions
de quitter la Roche avant d'être complètement guéri, y
revint en 1838 et eut la satisfaction d'obtenir une cure
radicale.

Vᵉ Observation. — **Ictère**

Madame H***, de Niort, âgée de 38 ans, d'un tempérament bilioso-sanguin, d'une bonne constitution, éprouva
en 1833 des coliques très-vives dans la région du foie
et une couleur ictérique très-prononcée ne tarda pas à se
montrer sur tout le corps. Après quelques mois de traitement, et d'après l'avis d'un médecin distingué de Niort,
qui avait lui-même trouvé la guérison à nos sources,
elle vint prendre les eaux. Arrivée à la Roche dans le
mois d'août 1834, elle suivit les conseils de M. Destouches, alors inspecteur, et, au bout de huit jours, res-
sentit une amélioration, elle était moins jaune; au bout
d'un mois, elle se trouva complètement guérie.

VIᵉ Observation. — **Dartre squammeuse**

Marie Garceau, âgée de 11 ans, demeurant au Blanc (Indre), d'un tempérament bilieux, d'une faible constitution, fut atteinte, dès ses premières années, d'une dartre squammeuse à la tempe droite de la largeur de la main. Elle vint prendre les eaux en 1836, au mois d'août, et fut guérie au bout de vingt jours. La cure fut tellement radicale que la jeune malade put se dispenser de revenir l'année suivante.

VIIᵉ Observation. — **Dartre squammeuse humide**

M. B***, de Mérigny (Indre), vint prendre les eaux de la Roche en 1827. Il était d'un tempérament nervoso-bilieux et d'une assez forte constitution. A 68 ans environ il fut atteint aux jambes de dartres squammeuses humides. Après un long traitement tout à fait inutile, il vint à la Roche et commença à prendre les eaux dans les premiers jours du mois d'août. Au bout de trente jours, il rentra guéri dans ses foyers.

VIIIᵉ Observation. — **Ulcères**

Antoine Claveau, du canton de Preuilly, âgé de 40 ans, d'un tempérament bilioso-sanguin, atteint de deux ulcères à la jambe gauche avec tuméfaction extraordinaire de l'articulation tibio-tarsienne, vint prendre les eaux dans les premiers jours de juin 1835. Huit jours après, il éprouve un mieux sensible, le sommeil se rétablit, le moral se relève, l'appétit devient plus régulier, les digestions plus faciles.

Le 14 juin, il s'ouvre à la partie inférieure et interne
de la jambe gauche, au-dessus de la malléole, un ulcère
qui rend beaucoup de sanie purulente, et il se forme au-
dessus de la clavicule droite un abcès que le médecin est
obligé d'ouvrir; il en sort une quantité assez notable de
pus. Le 18 juin, Claveau est beaucoup mieux, la plaie
de la jambe est bien diminuée, l'aspect en est meilleur,
l'enflure du pied et de l'articulation est moindre.

Le 25 juin, plus d'enflure, suppuration moins abondante, pus de meilleure nature, locomotion plus facile,
sommeil bon, digestion aisée. Le 3 juillet, la plaie est
presque cicatrisée, la suppuration à peu près nulle. Le
15 juillet, Claveau est totalement guéri.

IXe Observation. — **Pemphigus**

Gabriel Bertrand, cultivateur, demeurant à Rancon
(Haute-Vienne), âgé de 44 ans, d'un tempérament lymphatico-sanguin et d'une forte constitution, fut atteint,
le 25 juillet 1833, d'une affection caractérisée par un
nombre prodigieux de gros boutons pustuleux laissant
suinter une grande quantité de sérosité limpide qui devint
bientôt trouble et grisâtre. Cet écoulement fut suivi par
la formation de croûtes lamelleuses d'un blanc sale, qui
tombèrent au bout de quelques jours, mais furent bientôt
remplacées par d'autres qui eurent le même sort.

Ce pemphigus aigu se compliqua bientôt d'un catarrhe
pulmonaire très-intense, avec expectoration sanguinolente, et d'une dyspnée extrême qui commença à diminuer au bout d'une quinzaine de jours et passa à l'état

chronique en même temps que le pemphigus, qui, depuis ce temps, reparaît avec plus ou moins d'intensité, suivant les saisons, le régime suivi, les travaux auxquels le malade se livre. Bertrand arrive à la Roche le 11 août 1835 dans l'état suivant : jambes et cuisses tuméfiées et comme infiltrées, couvertes de gros boutons pustuleux d'où sort une grande quantité de sérosité d'une couleur jaune clair d'abord, plus tard devenant plus foncée et ressemblant à du pus. Tout le corps, sauf la tête, est aussi couvert de ces boutons. Le malade commence immédiatement l'usage des eaux et suit un régime approprié à sa position. Dans les trois premiers jours, il y a peu de changement. Le 16 août, mieux sensible sous le rapport de l'appétit, des digestions, du sommeil et de la facilité de locomotion. Le 20, mieux évident, fonctions s'exécutant à merveille, sécrétion urinaire abondante, démangeaisons moins vives, suppuration moindre, jambes et cuisses presque complètement guéries. Le 25, mieux soutenu, amélioration très-grande. Le 30, la guérison est à peu près complète, et avant de se rendre au sein de sa famille, Bertrand se promet bien de revenir l'année suivante compléter la cure si heureusement commencée.

Xe Observation. — **Ulcères scrofuleux**

M. Ph. A***, âgé de 15 ans, né à Preuilly, en pension au séminaire de Tours, jouissant d'un tempérament lymphatico-sanguin, d'une assez bonne constitution et d'un caractère fort gai, portait aux parties latérales du cou des ulcères de nature scrofuleuse. Les douleurs éprouvées par le jeune malade étaient vives ; il était apparu de gros boutons sur divers points de la figure ; enfin les deux lèvres étaient gonflées et ulcérées. De plus, il avait au bras droit un ulcère qui lui couvrait une grande partie de la portion interne de ce membre, duquel ulcère suintait une sanie purulente très-fétide. Un vaste ulcère existait aussi à la fesse gauche, de la même nature que ceux dont nous avons déjà parlé et de la largeur de la main, qui donnait une grande quantité de pus. L'usage des eaux de la Roche en boisson lui fut conseillé en même temps qu'en bains pris à 27 ou 28 degrés Réaumur. Il fit, d'après les conseils de son médecin, une application, sous forme de cataplasme, du dépôt boueux des fontaines, et se soumit à un bon régime et à un exercice modéré pour lequel il avait une grande répugnance.

Le 1er août, le traitement fut commencé. Trois jours après il y avait un peu de mieux. Le pouls était plus régulier, le teint meilleur, l'appétit bon, les sécrétions urinaires abondantes, la locomotion plus facile, le sommeil tranquille. Mais les ulcères donnaient une plus grande quantité de pus et s'étaient enflammés. Des cataplasmes émollients furent prescrits.

Le 6, les boutons de la figure et les ulcères du cou furent touchés avec le nitrate d'argent fondu.

Le 10, mieux sensible; les ulcères prennent un aspect meilleur, et malgré le suintement abondant, on observe néanmoins des traces de cicatrisation.

Le 15, les ulcères du cou se cicatrisent d'une manière rapide et les boutons de la figure sont presque guéris. Une nourriture plus tonique est prescrite, mais l'ulcère du bras n'est pas encore dans des conditions aussi favorables que ceux du cou. Celui de la fesse reste stationnaire.

Le 18, le jeune homme est gai, se dit guéri ; les ulcères sont presque fermés, celui du bras est mieux.

Le 26. Plusieurs ulcères du cou sont cicatrisés, les autres de la même région sont près de l'être.

Le 28. Etat de plus en plus satisfaisant du malade. L'ulcère de la fesse fait quelques progrès vers la guérison.

Le 30. Le malade témoigne le désir de rentrer chez lui. Il ne lui reste plus que quelques végétations à la fesse qui disparaissent au bout de quelques jours, et il part complètement guéri.

Nous croyons superflu de présenter d'autres observations à nos lecteurs, d'autant plus que nous espérons pouvoir joindre chaque année à ce travail les exemples les plus marquants de guérison que nous aurons été à même d'observer. Le premier compte rendu annuel se trouvera l'année prochaine à la suite de cette notice avec l'analyse complète des eaux. M. Bléreau, pharmacien à la Roche, dont les connaissances chimiques sont généralement appréciées, a commencé, il y a quelques mois, des expériences qui ne lui laissent aucun doute sur la présence du soufre dans ces eaux et lui ont fait recueillir une notable proportion d'hydrogène sulfuré par la décomposition des sédiments vaseux enlevés aux bassins. Nous nous proposons, du reste, de reprendre bientôt ces expériences et de les mener à un résultat bien défini.

Des taches arsénicales ont aussi été obtenues au moyen de l'appareil de Marsh ; nous profiterons de tous

ces essais et de la bienveillance de ceux qui les ont
tentés.

Résumons-nous maintenant et, recueillant les résultats qui nous sont fournis par la simple lecture de
ces observations, passons en revue les divers états mor-
bides que les eaux de la Roche-Posay combattent avec
le plus de succès.

En première ligne, nous placerons les maladies de la
peau (dartres, pemphigus, etc.); après celles-ci, les
affections des organes digestifs et biliaires; enfin ce
qu'un illustre théoricien du siècle dernier a nommé les
maladies asthéniques (par faiblesse), ayant pour effet
l'atonie des différents systèmes nerveux, musculaire,
sanguin, etc.

Seulement, que le malade se rendant à nos sources
se persuade bien que l'usage des eaux minérales a besoin
d'être réglé par l'expérience, que ces eaux sont un médi-
cament actif soumis aux lois de l'art de guérir et dont
on ne peut pas plus impunément abuser que des autres
moyens de guérison. Que le malade sache bien que, pour
obtenir une cure radicale, il faut un traitement complet;
que la disparition des symptômes de l'affection n'est rien
si l'affection persiste, et que cette persistance d'une
affection ne se traduisant par aucun signe extérieur est
souvent difficile à constater.

De plus, sans enlever aux eaux dont nous nous occu-
pons toute vertu quand elles sont transportées à distance, nous tiendrions à persuader fortement à nos lecteurs que les eaux minérales, sans exception, ont à la
source même une action infiniment plus efficace; qu'il
existe une loi de la Providence, incontestable quoique

mystérieuse, qui veut que là où jaillit une de ces eaux bienfaisantes, l'air, le lieu combattent aussi pour le succès. A la fin de notre travail nous éprouvons le besoin de remercier ceux qui ont bien voulu nous fournir, sur le passé, des renseignements précieux, nécessaires à notre œuvre. Puissions-nous, nous le répétons encore, être utiles à quelques-uns de ceux qui souffrent, c'est la plus douce récompense du médecin. Les eaux de la Roche-Posay ont bien souvent réussi à procurer la guérison, alors même qu'elle paraissait si difficile à obtenir; nous en conseillons l'emploi aux malades en toute confiance, certain d'avance que les résultats ne tromperont pas notre attente.

RENSEIGNEMENTS UTILES

Un service de voitures, établi de Châtellerault au Blanc, dessert la Roche-Posay et joint le chemin de fer de Paris à Bordeaux au chemin de fer Grand-Central. Départ de Châtellerault tous les jours à 3 heures 30 m. du matin ; départ du Blanc à 3 h. 30 m. du soir. Ce service se fait avec célérité.

, Trois établissements publics de bains existent à la Roche : l'un, tenu par M. Sincère Royer (hôtel du Cheval-Blanc), possède seize baignoires ; le second, tenu par M. Baudin (hôtel de l'Espérance), possède dix baignoires ; le troisième, que gère madame veuve Boisdin, renferme neuf baignoires. Dans les mêmes établissements, les malades sont logés et nourris à des prix différents, mais toujours modérés.

Plusieurs maisons particulières logent aussi des buveurs et les nourrissent ; d'autres les logent seulement.

Un logement très-vaste, occupé au château de la Roche-Posay par l'auteur de la Notice, pourra aussi recevoir les malades qui désireraient les soins assidus d'un médecin.

Une bonne pharmacie existe dans notre petite ville

depuis quelques années, une direction de poste facilite grandement la correspondance des malades, des voitures et des chevaux de louage peuvent leur permettre quelques excursions dans nos environs si pittoresques et si remplis de vieux souvenirs.

Nous mentionnerons d'une manière toute spéciale une calèche fort commode qu'un habitant du pays, M. Hilaire Meriot, met pendant toute la saison à la disposition des buveurs.

Nous offrons enfin, à tous ceux qui voudront bien s'adresser à nous par lettre affranchie pour obtenir des renseignements préalables sur l'efficacité des eaux contre telle ou telle affection dont ils pourraient être atteints, de les leur fournir immédiatement, les priant de croire que cette offre est tout à fait désintéressée de notre part.

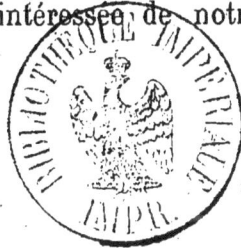

Châtellerault. — Imprimerie Typ. et Lith. de A. RIVIÈRE.